L'ANTISEPSIE

SUR

LE CHAMP DE BATAILLE

CONFÉRENCE

Faite au Palais des Facultés de Clermont-Ferrand

LE 27 JANVIER 1888

PAR

Le Dr H. BOUSQUET

Docteur en médecine de la Faculté de Paris
Lauréat n° 1 de l'Ecole du Val-de-Grâce (Concours 1876)
Ancien Chef de Clinique ophthalmologique
Ancien Professeur agrégé de l'École d'application du Val-de-Grâce
Professeur suppléant à l'École de médecine de Clermont-Ferrand
Lauréat (Prix Gerdy 1882)
Et Membre correspondant national de la Société de chirurgie
Lauréat de la Faculté de médecine de Paris (Prix Chateauvillard 1886)

CLERMONT-FERRAND

TYPOGRAPHIE ET LITHOGRAPHIE MONT-LOUIS

Rue Barbançon, 2

1888

PRINCIPAUX TRAVAUX DU MÊME AUTEUR

1° Abcès du sinus maxillaire. (Thèse de doctorat, 1876.)

2° Nouveau procédé d'amputation sous-astragalienne. *Gazette hebdomadaire*, 1877.

3° Des périostites externes chroniques des parois thoraciques. *Archives générales de médecine*, 1878.

4° Réunion immédiate, histoire et doctrines (Mémoire couronné par la Société de chirurgie de Paris, 1882). Publié in *Archives générales de médecine*, 1883.

5° Article Pansement du *Dictionnaire encyclopédique des sciences médicales*, 1883, en collaboration avec M. le professeur Chauvel.

6° Des pansements antiseptiques en chirurgie d'armée. Note lue au premier Congrès de chirurgie de Paris, 1885.

7° Des déformations que subissent les projectiles au contact des os longs du corps humain, de leur importance au point de vue du diagnostic en chirurgie d'armée. In *Bulletin de la Société de chirurgie*, 1885.

8° Traité de pathologie externe, par MM. A. Poulet et H. Bousquet. Doin, éditeur, 1885. Trois volumes grand in-8° de 1000 pages chaque. (La Faculté de médecine de Paris a décerné à cet ouvrage le prix Chateauvillard.)

9° L'antisepsie et la chirurgie contemporaine. Conférence faite au Palais des Facultés de Clermont-Ferrand le 7 janvier 1887.

10° Des ulcérations syphilitiques tertiaires. *Revue de chirurgie et de thérapeutique*. Janvier 1888.

L'ANTISEPSIE

SUR

LE CHAMP DE BATAILLE

CONFÉRENCE

Faite au Palais des Facultés de Clermont-Ferrand

LE 27 JANVIER 1888

PAR

Le Dr H. BOUSQUET

Docteur en médecine de la Faculté de Paris
Lauréat nᵒ 1 de l'Ecole du Val-de-Grâce (Concours 1876)
Ancien Chef de Clinique ophthalmologique
Ancien Professeur agrégé de l'École d'application du Val-de-Grâce
Professeur suppléant à l'École de médecine de Clermont-Ferrand
Lauréat (Prix Gerdy 1882)
Et Membre correspondant national de la Société de chirurgie
Lauréat de la Faculté de médecine de Paris (Prix Chateauvillard 1886)

CLERMONT-FERRAND

TYPOGRAPHIE ET LITHOGRAPHIE MONT-LOUIS

Rue Barbançon, 2

1888

L'ANTISEPSIE

SUR

LE CHAMP DE BATAILLE

Mesdames,

Messieurs,

Dans une précédente conférence, nous avons eu l'honneur de vous exposer les principes généraux de la méthode antiseptique, et de vous montrer, en nous appuyant sur des statistiques, les merveilleux succès obtenus par les chirurgiens, tant dans la clientèle civile que dans la pratique hospitalière. En présence de ces résultats presque fabuleux, les médecins militaires de toutes les nations se sont demandé s'il ne serait pas possible de faire profiter des avantages de cette méthode les malheureux soldats tombés sur le champ de bataille.

Au premier abord, la question paraissait insolu-

ble, car, tout en s'accordant à reconnaître l'immense
supériorité des procédés nouveaux, la plupart des
auteurs affirmaient qu'ils étaient beaucoup trop
compliqués pour être appliqués aux armées.

« En effet, disait *Mac-Cormac* (1), quiconque a
vu, après une grande bataille, le triste spectacle de
l'accumulation des blessés emplissant, de la cave au
grenier, les habitations voisines du lieu du combat;
qui a vu dans les fossés de malheureux blessés res-
tant deux ou trois jours sans aucune assistance, la
confusion, la presse dans le service des ambulances,
l'absence fréquente des ressources chirurgicales
dans les points où elles seraient indispensables;
celui-là peut se demander si l'antisepsie en campagne n'est pas un rêve que l'on caresse. »

« Comment d'autre part, comme le fait remar-
quer *Melladew*, pour qui sait l'extrême propreté
que Lister exige dans la pratique de son pansement, concilier cette propreté avec les conditions
du combat? Les hommes sont couverts de sueur,
de poussière; ils couchent dans leurs vêtements,
sur des lits de vase et de boue; blessés, ils restent
pendant des heures, parfois même pendant des
jours, exposés aux influences les plus nocives.
Peut-on exiger des brancardiers, des chirurgiens,
une propreté minutieuse dans de semblables conditions? Comment assurer un matériel antiseptique
suffisant pour parer aux exigences d'un grand nombre de blessures? Si le pansement doit être anti-

(1) **Antiseptic Surgery.**

septique d'emblée, est-il possible de songer à une
application si longue et si délicate, sous le feu de
l'ennemi ? »

Malgré ces assertions, l'expérience est venue le-
ver tous les doutes ; car l'antisepsie a été successivement appliquée pendant la guerre russo-turque,
pendant l'expédition anglaise d'Egypte, et surtout
pendant la petite guerre bulgo-serbe. C'est pendant
cette dernière expédition que, pour la première
fois, la méthode antiseptique a été employée d'une
façon régulière et universelle. Mais aussi les
moyennes de mortalité, comparées à celles des
guerres antérieures, laissent-elles bien loin en arrière tout ce que l'on aurait pu espérer.

Plaies du membre supérieur..	Guerres antérieures..	15 0/0
	Guerre serbo-bulgare.	1,22 0/0
Plaies du membre inférieur..	Guerres antérieures..	39 0/0
	Guerre serbo-bulgare.	15 0/0
Mortalité brute pour les trau-	Guerres antérieures..	25 0/0
matismes des membres....	Guerre serbo-bulgare.	7,8 0/0

L'étude des statistiques a montré encore que la
guérison est d'autant plus assurée que l'antisepsie
a été pratiquée plus rapidement après la production
de la blessure. *Mac-Cormac* l'a prouvé en compa-
rant les tables de mortalité de trois catégories de
blessés : 1° ceux à qui elle avait été appliquée im-
médiatement ; 2° ceux à qui elle l'avait été tardive-
ment ; 3° ceux qui n'y avaient pas été soumis.

Dès lors, à cette question : « L'antisepsie est-elle
possible sur le champ de bataille ? », nous pouvons
répondre, comme le faisait *Esmarch*, de Kiel, au

Congrès de Copenhague, en 1884, et dire : « L'antisepsie est possible, puisqu'elle a été appliquée. »

Au nom de l'humanité, nous devons donc faire des pansements antiseptiques sur le champ de bataille et nous devons les faire primitivement.

Avant d'aller plus loin, nous allons essayer de vous faire comprendre ce que devient un blessé en temps de guerre et esquisser à grands traits le fonctionnement du service de santé en campagne.

Si vous le voulez, supposons un soldat qui a la cuisse traversée par une balle, il tombe et, après un temps plus ou moins long, est relevé par les brancardiers ; ceux-ci le transportent au poste de secours, puis à l'ambulance de première ligne. Là, suivant la gravité de sa blessure et le nombre de camarades déjà recueillis, il sera traité à l'hôpital temporaire le plus voisin, ou emballé dans un train sanitaire et évacué sur les hôpitaux de l'intérieur.

Les soins donnés sur le champ de bataille, au poste de secours, aux ambulances de première ligne, constituent le service de *l'avant ;* les différents hôpitaux et ambulances de l'intérieur constituent le service de *l'arrière.*

Nous ne nous occuperons pas de ce service hospitalier ; là, nous l'espérons, tout sera organisé pour le mieux, et chacun saura se montrer à la hauteur de sa mission. Revenons donc au service de l'avant.

Dès qu'un homme est blessé, sa plaie, exposée au contact de l'air, est susceptible de s'infecter. Si vous n'intervenez pas rapidement, si vous attendez pour agir que vous soyez commodément installé dans un hôpital, vous condamnez ce malheureux à la mort, car il va être traîné dans la boue, dans la poussière, exposé à la pluie, recouvert de linges malpropres, c'est-à-dire placé dans les conditions les plus favorables à l'infection.

Mais, dira-t-on, allez-vous vous installer au milieu des balles et des boulets, et là faire tranquillement tout le cérémonial prescrit par Lister? Non certes. Tout ce que nous demandons, c'est que l'on nous donne des tampons construits avec des substances antiseptiques, et nous disposerons ces tampons autour des orifices des plaies, de manière que ni les ferments, ni les organismes suspendus dans l'air puissent arriver jusqu'à elles.

A l'hôpital ou à l'ambulance, où sera ensuite transporté le malade, on pourra à loisir renforcer le pansement dans les cas simples, et par contre, si l'on juge l'exploration nécessaire, il sera facile de la pratiquer, en s'entourant de toutes les précautions désirables.

Donc, à moins de nécessité absolue, il faut abandonner la pratique si chère aux anciens chirurgiens, il ne faut plus envers et quand même, en présence d'une plaie, s'empresser d'introduire dans son trajet le doigt, une sonde ou tout autre corps plus malpropre; à moins de nécessité absolue, il faut être sobre d'intervention. Écoutez plutôt les enseignements d'un maître en la matière :

« *Le sort d'un blessé dépend presqu'entièrement du médecin qui soigne la plaie pendant les premières heures*, et il faut exiger un point de

tout le monde, savoir : *ne pas faire de mal*, car
l'ancien principe d'Hippocrate, *nil nocere*, prend ici
la première place.

» Le doigt malpropre, la sonde infectée peuvent
introduire des ferments dans le fond de la plaie.

» L'action putride de ces ferments peut être telle
que toute l'énergie et tout le soin qu'un autre médecin apportera dans le traitement consécutif ne
pourront pas réparer les désastres dont ce premier
examen est la cause. Plus moyen de prévenir les
périls de divers genres qu'entraîne sans cesse la sep-
ticité de la plaie. Souvent donc la vie d'un homme
dépend de votre doigt ou de votre sonde.

» Malheur à qui charge sa conscience d'une né-
gligence ! On ne vous demande rien de plus que de
ne pas nuire au malade ; on n'exige ni talent ni
peine, mais seulement la connaissance des principes
admis par tous aujourd'hui (1). »

Ainsi, sur le champ de bataille, il faut se bor-
ner à une seule chose : appliquer sur l'orifice ou
sur les orifices des plaies, des tampons faits avec
des substances antiseptiques quelconques et les y
maintenir à l'aide d'un bandage convenable. Nous
verrons plus loin quelles sont les substances susceptibles d'être employées en pareille circonstance,
l'essentiel est d'avoir bien établi le principe de la
méthode.

« Ce genre de pansement, ajoute plus loin l'au-
teur précité, convient justement aux blessures de

---

(1) Nussbaum, *Chirurgie antiseptique*, p. 152 et suivantes.

guerre qui sont pour la plupart dues à un projectile de petit calibre. Le petit diamètre de la plaie
permet une exacte occlusion. L'énorme vitesse du
projectile a pour conséquence qu'une plaie de cette
nature est aussi nette que si on l'eût faite avec un
cylindre très tranchant. Pas trace de tissus broyés
ou de lambeaux ; il est rare que la plaie contienne
des corps étrangers. La grande rapidité du projectile déchire nettement les tissus. La plaie n'est donc
qu'une plaie par instrument tranchant, très dispo-
sée à une réunion par première intention, pourvu
que les produits de décomposition n'amènent pas la
suppuration progressive, la septicémie, l'érysipèle
et tout le bataillon de souffrances et de dangers dont
nous avons encore le souvenir (1). »

Mais, dira-t-on, nous admettons avec vous qu'il
faille venir en aide aux blessés le plus vite possible ;
toutefois, vous voudrez bien nous exposer où et
comment vous trouverez les matériaux nécessaires
au pansement. Les brancardiers sont, il est vrai,
chargés d'une musette dans laquelle se trouvent
quelques pansements ; mais ils seront bien vite
épuisés, et les approvisionnements des sacs des voitures et des caissons deviendront aussi rapidement
insuffisants, étant donnée l'énorme quantité de blessés que les fusils à répétition coucheront par terre.

C'est pour remédier à cette insuffisance des approvisionnements, et pour ne pas augmenter outre
mesure les bagages, ce que MM. les officiers ap-

(1) Nussbaum. *Eod. loc.*

pellent avec dédain les « *Impedimenta* », que l'on a songé à munir chaque soldat d'un petit paquet composé de pièces formant un pansement tout préparé, que la première personne venue ou le blessé lui-même, s'il n'est pas trop gravement atteint, peut appliquer sur la plaie sans attendre son transport à l'ambulance.

L'histoire des discussions auxquelles a donné lieu cette cartouche ou paquet de pansement, permettrait d'écrire des volumes. Les adversaires de cette méthode prétendent qu'il faudra faire des approvisionnements énormes, difficiles à conserver, que l'on grèvera le budget d'une forte dépense et qu'il y aura impossibilité de faire accepter aux hommes de porter un pansement en prévision des blessures.

Ces différentes objections ne supportent même pas la discussion. Il ne nous semble pas que notre armée soit plus indisciplinée que les autres. Or, les Anglais, les Russes, les Italiens, les Allemands conservent leur cartouche à pansement; nos soldats laisseront tout aussi bien la leur intacte, si MM. les officiers veulent y tenir la main et si on leur fait comprendre, qu'à un moment donné, leur existence dépend de l'intégrité de ce petit paquet. Quant à la question de dépense, nous ne ferons pas à nos gouvernants l'injure de croire qu'après avoir prodigué des millions pour l'amélioration et la création d'engins de destruction, ils refuseraient quelques centaines de mille francs nécessaires pour assurer la vie des blessés.

Aussi, aujourd'hui, l'accord est absolument fait
sur ce point, et si, par esprit de contradiction ou
pour se singulariser par une opposition ridicule,
quelques chirurgiens croient encore devoir rejeter la
cartouche antiseptique, ils sont en si infime mino-
rité, qu'il n'y a plus à tenir compte de leur dire.
L'an dernier, en effet, au mois de septembre 1887,
a eu lieu à Carlsruhe, sous l'instigation de la *Croix
rouge*, un congrès auquel étaient représentés : la
France, la Grande-Bretagne, la Russie, l'Allemagne, l'Italie, l'Autriche, l'Espagne, le Portugal,
la Grèce, la Suède et la Norwège, la Bulgarie, le
Monténégro, les Pays-Bas, la Belgique, la Serbie,
le Danemarck, la Suisse, les États-Unis d'Amé-
rique, la République Argentine, le Pérou et le
Japon.

La France était représentée par M. le *marquis
de Vogué*, M. *Albert Elissen*, les docteurs *Pozzi*,
Brouardel, *Brissaud*, M. le médecin principal
Chambé, délégué par le Ministère de la Guerre,
M. le médecin principal *Hyades*, délégué par le
Ministère de la Marine.

Une des premières questions soumises à l'examen des membres du Congrès a été celle-ci : « Emploi du pansement antiseptique dans les ambulances ». Or, par la voix du professeur *Albert*, de
Vienne, rapporteur, le Congrès a adopté, à l'una-
nimité, les conclusions suivantes : « En conformité
du vœu émis à la Conférence de Genève en 1884,
et considérant les expériences recueillies dans les
dernières années, quant au traitement antiseptique,

ainsi que les changements introduits dans la pratique chirurgicale, la Conférence invite les États qui ont accepté la convention de Genève, de même que les Sociétés privées, à prendre les mesures nécessaires pour que la chirurgie antiseptique et conservatrice soit appliquée dans les armées, et cela *jusque dans les premières lignes, sur le théâtre même du combat.* »

Ainsi donc, vous le voyez, toutes les nations civilisées admettent ce principe ; mais il est très regrettable que ce Congrès n'ait pas eu mission de faire adopter un type uniforme de cartouche à pansement ; car les discussions recommencent lorsque abandonnant la théorie on entre dans le domaine de la pratique.

Tous les antiseptiques ont été successivement proposés : acide phénique, salycilique, perchlorure de fer, chlorure de zinc, sublimé, iodoforme, etc. Tous les systèmes ont leurs avantages et tous ont leurs défauts ; malgré l'absence d'un type uniforme pour toutes les nations, la plupart des armées continentales sont munies d'un paquet à pansement, seule l'armée française reste en retard. Qu'attend le Ministère de la Guerre ? Nous l'ignorons. S'est-il seulement occupé de cette question ? La chose est peu probable, car il a fallu l'an dernier qu'un chirurgien des hôpitaux de Paris, dont la voix est particulièrement écoutée en pareille circonstance, *Lucas-Championnière,* rappelât aux médecins chargés du service de santé au Ministère de la Guerre, que les approvisionnements de nos voitures et cais-

sons d'ambulance étaient absolument ridicules et
qu'il était grand temps de remplacer le cérat et la
charpie par le matériel antiseptique. La direction
du service de santé a donné satisfaction à ces desi-
derata; en sera-t-il de même pour le paquet de
pansement? Nous le souhaitons sans oser l'espérer.
En attendant, voyons ensemble quelles doivent être
les qualités de ce paquet si discuté.

Au premier Congrès de chirurgie qui eut lieu à
Paris en 1885, la question des pansements antiseptiques en chirurgie d'armée ayant été proposée par
le Comité, nous eûmes l'honneur de prendre le
premier la parole sur ce sujet, et nous exposions
ainsi nos idées : « Pour être acceptable en chirurgie d'armée, un système de pansement doit être
simple, peu coûteux, exiger un nombre restreint
de matériaux susceptibles d'être arrimés, conservés
et transportés sans se détériorer ». Ce premier point
établi, nous ajoutions : « Parmi les divers corps
simples ou composés proposés et mis en usage de-
puis quelques années, trois nous semblent devoir
particulièrement attirer l'attention du chirurgien
militaire, ce sont : l'acide phénique, le chlorure de
zinc et le sublimé (1). » Ces trois agents, dont le
prix de revient est minime, ont tous fait leurs
preuves. Au point de vue de l'antisepsie, l'industrie
peut nous les fournir en quantité considérable; à
l'état solide, ils occupent fort peu de place, et

---

(1) Bousquet. *De l'Antisepsie sur le champ de bataille;* premier Congrès de chirurgie de Paris, page 186.

pourvu qu'on ait la précaution de les enfermer dans
des récipients convenables, ils supportent les trans-
ports les plus longs, sans subir la moindre altéra-
tion. On nous objectera : Ces agents sont toxiques,
l'un d'eux, le sublimé, constitue même un poison
redoutable; dès lors ne craignez-vous pas de voir
survenir des accidents? A cela nous répondrons
que notre intention n'étant nullement de mettre
ces agents à la disposition du personnel subalterne,
mais bien de laisser au chirurgien le soin d'en sur-
veiller l'emploi, nous espérons que chacun veillera
à ce que de semblables complications deviennent
rares; du reste, le même reproche pourrait être
adressé à tous les antiseptiques.

· Reste à choisir l'excipient, c'est-à-dire la matière
même du pansement. Le charbon, la craie, le plâ-
tre, la tourbe, la terre bolaire, la sciure de bois, etc.
ont été préconisés pour diluer les antiseptiques trop
énergiques ; nous rejetons complètement l'usage de
ces poudres qu'il faudrait préparer à l'avance et
dont le transport serait incommode. En outre,
les poudres ne sauraient se prêter à la désinfec-
tion et au nettoyage des plaies, et partant ren-
draient impossible ou au moins très difficile l'antisepsie secondaire. Nous n'hésitons pas à demander
encore que la charpie disparaisse complètement
de notre matériel à pansement. Elle est condamnée
par tous, et il faudra bien que les plus entêtés en
fassent leur deuil.

Pour remplacer ce matériel démodé, nous avons
à notre disposition des substances peu coûteuses et

d'un usage journalier. Ce sont : l'ouate, la jute, l'étoupe antiseptique de Weber et Thomas, et la gaze. L'étoupe et la jute en particulier doivent former la base de nos approvisionnements. Ce sont des substances poreuses, douces, élastiques, feutrées, très compressibles, qui se laissent facilement imprégner par les liquides et dont le prix est peu élevé.

Nous arrivons enfin à l'enveloppe extérieure imperméable dans laquelle nous renfermerons notre paquet. Celle-ci ayant pour but unique d'empêcher l'évaporation et la déperdition des antiseptiques, nous ne nous montrerons pas très difficile sur son compte; tout tissu imperméable peut remplir cet office.

Le makintosch, employé dans le pansement de Lister, nous plaît beaucoup à cause de sa souplesse, de sa résistance et de sa solidité; nous ne doutons pas qu'après quelques essais nos fabricants n'arrivent à trouver une substance analogue et d'un prix très acceptable.

Comment seront, dès lors, confectionnés nos paquets? Avec *Esmarch* et *Bergmann*, nous donnerons la préférence au sublimé comme agent antiseptique. Les expériences de *Bergmann* ont prouvé qu'il était facile d'imprégner la gaze, l'ouate, l'étoupe en les laissant séjourner pendant un temps plus ou moins long dans des solutions convenables. Le paquet du soldat se composerait de deux tampons d'étoupe sublimée, d'une bande au sublimé, avec une épingle de sûreté, le tout enve-

loppé de taffetas imperméable. Les dimensions des
cartouches ne devraient pas excéder 0^m 10 de long
sur 0^m 05 de large; leur poids oscillerait entre 25·
et 30 grammes.

Reste une dernière question à résoudre : Où le
soldat mettra-t-il ce paquet ?

En Allemagne, on le fait placer dans la poche
gauche du pantalon chez les fantassins, dans la
même poche du dolman chez les cavaliers. Ce choix
nous paraît extrêmement défectueux; les cartouches
à pansement se trouvant en contact avec mille ob-
jets divers, doivent rapidement se détériorer. Nous
préférerions voir nos soldats porter leur matériel
antiseptique d'une façon mécanique et inconsciente.
Pour cela il suffit de le placer dans un point de
l'équipement où il ne gêne pas. Mais ici commence
la difficulté.

Esmarch conseille de coudre la cartouche dans la
doublure de la tunique. Très bien ; mais croyez-
vous qu'au moment du départ on ira prendre le
temps de découdre les tuniques et de les bourrer
ainsi ?

D'autres ont proposé de munir le soldat d'une
petite giberne spéciale; mais le soldat français a
déjà son sabre, sa cartouchière, son quart et son
bidon pendus autour de lui; aussi est-il bien difficile de l'encombrer encore d'un nouvel objet.

On a conseillé, croyant trancher toutes les diffi-
cultés, de mettre purement et simplement cette
cartouche dans le sac. Ce n'est pas encore là l'i-
déal, car nos soldats quittent souvent leur sac lors-

qu'il s'agit d'accélérer le pas ou d'enlever une posi-
tion, et au moment où ils seront blessés, il faudra
courir à la recherche de cet indispensable pansement.

Deux points nous paraissent particulièrement in-
diqués pour recevoir le paquet antiseptique; ce
sont : le ceinturon et la cartouchière, dont jamais
le soldat ne songe à se séparer.

Pour annexer à ces deux pièces du harnache-
ment le paquet antiseptique, il suffit de faire à la
face interne du ceinturon ou à la face inférieure de
là cartouchière un gousset long en cuir très souple,
dans lequel pourra se glisser facilement la cartouche à pansement à laquelle on donnera une forme
plate.

Du reste, comme nous le disions au Congrès de
chirurgie, nous serions désireux de voir des essais
de ce genre faits en Algérie ou dans nos guerres
coloniales, sur les troupes des colonnes expéditionnaires, car nous sommes persuadés que semblables
tentatives hâteraient beaucoup plus la solution de
la question que de longs mémoires écrits dans le si-
lence du cabinet et sous l'influence d'idées précon-
çues.

De cet exposé déjà trop long nous conclurons :

1° L'antisepsie est parfaitement possible sur le
champ de bataille; là, comme dans la pratique civile, elle a donné de merveilleux résultats ;

2° Il est absolument nécessaire qu'au moment
de la mobilisation chaque soldat soit pourvu d'un
paquet antiseptique;

3° Les cartouches renfermeront des tampons d'é-
toupe sublimé, une bande et une ou deux épingles
de sûreté, le tout enveloppé dans un taffetas imperméable;

4° Les questions de cette nature nécessitant la
sanction de l'expérience, nous faisons des vœux sin-
cères pour que des essais de ce genre soient tentés
sur nos colonnes expéditionnaires. Il est absolument
nécessaire, en effet, que rien ne soit livré au ha-
sard, le jour où nous nous lèverons pour la défense
de la patrie et de nos libertés.

Clermont-Ferrand, typographie Mont-Louis, rue Barbançon, 2.

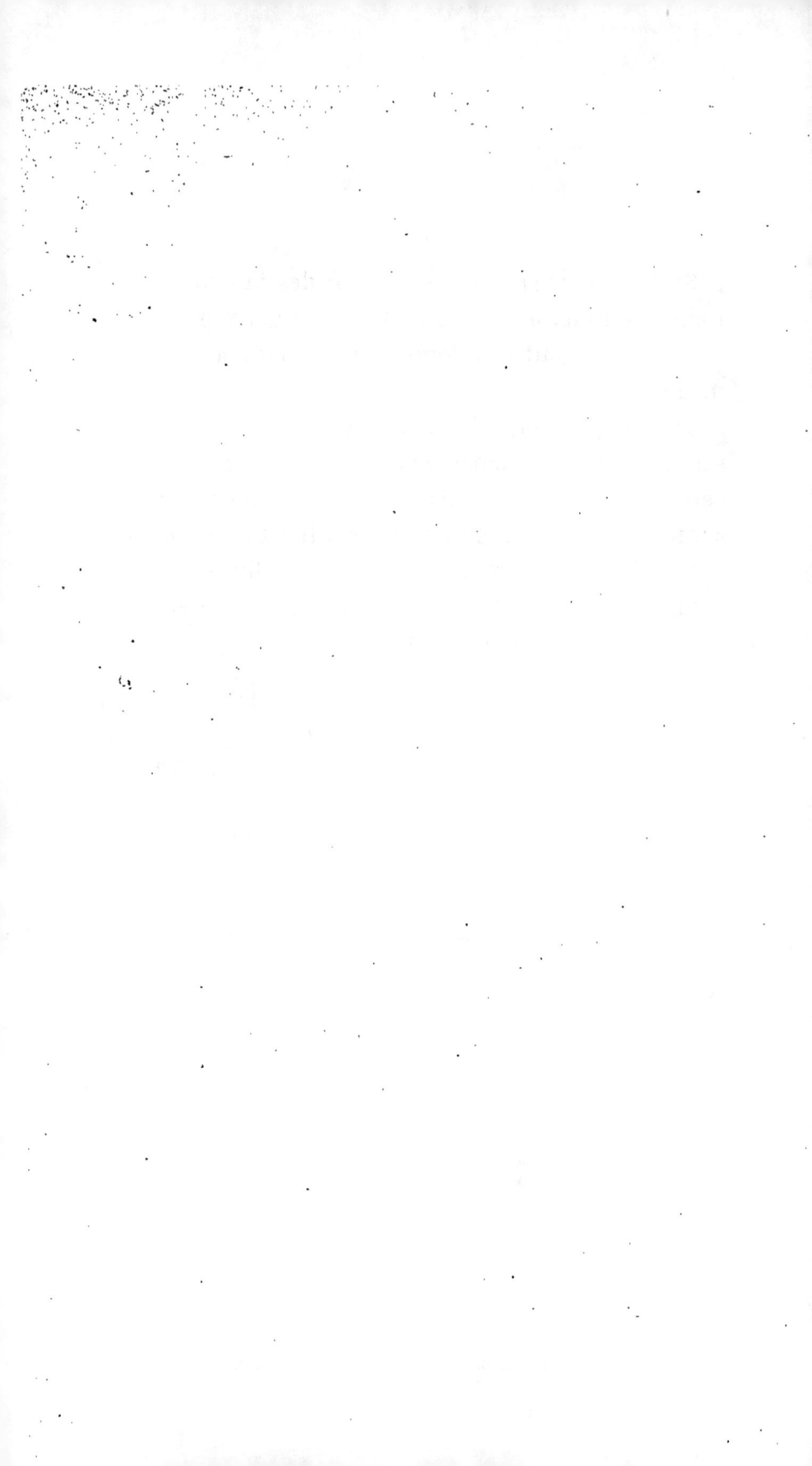

285

www.ingramcontent.com/pod-product-compliance
Lightning Source LLC
Chambersburg PA
CBHW050432210326
41520CB00019B/5899